L'Allenamento a Corpo Libero In italiano/ Bodyweight Training In Italian:

Come Usare la Ginnastica Calistenica per Diventare Più Forti e Più in Forma

Indice

responsabile per eventuali disagi o danni che potrebbero verificarsi dopo aver intrapreso le informazioni qui descritte.

Inoltre, le informazioni contenute nelle pagine seguenti sono da intendersi solo a scopo informativo e vanno quindi considerate come universali. Come si addice alla sua natura, viene presentato senza garanzie sulla sua validità prolungata o sulla sua qualità provvisoria. I marchi menzionati sono fatti senza il consenso scritto e non possono in alcun modo essere considerati un'approvazione da parte del titolare del marchio.

Introduzione

Congratulazioni per l'acquisto di questo libro e grazie per averlo fatto.

Cosa vi ha trattenuto dal raggiungere i vostri obiettivi di fitness? È la complicazione delle varie attrezzature da palestra? Perché l'iscrizione in palestra vi costa più di quanto dovreste spendere (soprattutto se avete poco tempo per andare in palestra)? Oppure è la mancanza di una guida adeguata che vi assicura di essere sulla strada giusta e di lavorare i muscoli come dovreste?

Qualunque sia il motivo, ora c'è una risposta e un modo per raggiungere il fisico che aspirate a costruire - attraverso esercizi di allenamento con i pesi corporei.

L'allenamento con i pesi corporei è esattamente questo: *usare il proprio corpo per allenarsi e diventare più in forma.* Sì, perché la messa in forma non deve comportare molti macchinari complicati o costi eccessivi. Perché, quando il vostro corpo è una macchina potente da sola, che aspetta solo di essere utilizzata al massimo? Non avete bisogno di varie attrezzature per ottenere i risultati che volete, tutto quello che dovete fare è allenarvi nel modo giusto e questo libro - proprio qui - è il punto in cui iniziate a fare questi cambiamenti.

Nei capitoli seguenti, inizierete a scoprire come aumentare efficacemente la vostra forza totale del corpo senza dover ricorrere a pesi gratuiti, macchine per il fitness o addirittura all'iscrizione in palestra. Proprio così, tutto ciò di cui avrete bisogno è la forza del vostro corpo, la determinazione ad attenervi a questi esercizi di allenamento con i pesi corporei e seguire questa guida completa e facile da seguire per gli allenamenti con i pesi corporei più efficaci che faranno la differenza. →|

Gli esercizi di allenamento con i pesi corporei sono *la cosa migliore* per il vostro corpo, perché è qualcosa che tutti, a tutti i livelli di fitness, possono fare. Questo perché uno dei vantaggi significativi di questi esercizi è che possono essere adattati e modificati al vostro corpo e al vostro livello di fitness, semplici ma allo stesso tempo impegnativi.

Ci sono molti libri su questo argomento sul mercato, grazie ancora per aver scelto questo! Ogni sforzo è stato fatto per fornirvi quante più informazioni utili possibili, buon lettura!

Capitolo 1: Perché l'Allenamento a Corpo Libero Dà la Spinta

Vi siete mai allenati con il peso corporeo? Se non lo avete fatto, allora è ora che cominciate.

Perché?

Perché l'allenamento a corpo libero vi darà *calci nel sedere.* In un buon modo, ovviamente.

Contrariamente a quanto si crede, non c'è bisogno di colpire duramente la palestra, sette giorni su sette per un'ora o più alla volta, per vedere risultati visibili. Non c'è bisogno di spingersi fino allo sfinimento, cercando di utilizzare tutte quelle macchine, manubri e palline per vedere una reale differenza.

Non quando tutto ciò di cui avete bisogno è la forza e il potere del vostro corpo. L'allenamento con i pesi corporei è un elemento chiave della costruzione del fitness che molto spesso è sottoutilizzato perché non sembra essere abbastanza efficace per ottenere i risultati desiderati. Ma è qui che si sbaglia, perché gli esercizi di allenamento con i pesi corporei sono efficaci. *Super efficace.*

Se avete bisogno di qualcosa di più convincente sul perché dovreste iniziare a sfruttare la potenza dell'allenamento con i pesi corporei, ecco un elenco di ciò che questa forma di allenamento e di esercizio può fare per voi:

- **Cardio e Core All-In-One -** Se siete a corto di tempo (come molti di noi spesso fanno), allora gli esercizi per il peso corporeo saranno i migliori allenamenti da spremere in una sessione che brucia le calorie, ma che comunque dà un pugno potente. Alcuni esercizi di allenamento con i pesi corporei combinano sia il cardio che la forza in un unico esercizio, che mantiene il cuore che pompa, brucia il grasso mentre costruisce la forza e la definizione muscolare allo stesso tempo.

- **Transizioni facili** - Poiché l'allenamento con i pesi corporei non utilizzerà alcuna attrezzatura, sarà facile passare rapidamente da un esercizio impostato all'altro. Il tempo di riposo più breve che si ottiene tra un set e l'altro è il modo in cui si accelera la frequenza cardiaca per iniziare a bruciare alcune calorie importanti, più di quanto si farebbe di solito.

- **Maggiore flessibilità** - L'allenamento con i pesi corporei vi costringerà a utilizzare quasi tutti i muscoli del vostro corpo, a volte spingendo il vostro corpo a utilizzare l'intera gamma di movimenti in modo che le vostre articolazioni si muovano liberamente. Questo è ottimo per sciogliere tutti quei muscoli che si sono irrigiditi per mancanza di uso, e aumentare la mobilità delle articolazioni, che poi aiuta a migliorare la flessibilità generale.

- **Calci alla noia** - Fare ripetutamente gli stessi vecchi movimenti e usare la stessa attrezzatura in palestra o a casa può diventare rapidamente noioso. E la noia è l'unica cosa che si vuole evitare perché può diventare rapidamente un killer della motivazione, ed è per questo che l'allenamento con i pesi corporei è il cambiamento rinfrescante nella vostra routine di cui avete così disperatamente bisogno senza nemmeno saperlo. Con gli esercizi di calistenia, ci sono diversi modi, esercizi e manovre che si possono fare e che aggiungono varietà alla vostra routine. Non solo vi impedisce di salire di livello, ma vi dà anche un calcio nel sedere mentre spingete i vostri livelli di fitness un passo in più ogni volta.

- **È gratis** - è stato detto abbastanza. Perché pagare qualcosa in palestra che si può facilmente fare a casa gratuitamente?

- **Rischio Minimo di Lesioni** - Gli esercizi di allenamento con i pesi corporei sono generalmente sicuri per chiunque, a tutti i livelli di fitness, perché l'esecuzione di questi esercizi vi costringerà a essere consapevoli del vostro corpo e quando state spingendo troppo forte che dovete abbassarlo di una tacca. Essendo più attento e consapevole del proprio corpo, riduce al minimo le possibilità e il rischio di lesioni, invece di fare i movimenti senza pensare e concentrarsi su di esso, cosa che è probabile che succeda quando ci si affida a macchine e attrezzature.

- **Aumenta i Vostri Livelli di Forza** - Essere in forma e fisicamente forti non riguarda solo il peso dei manubri che potete sollevare, ma anche la forza dei muscoli, dei tendini e delle articolazioni. Gli esercizi di allenamento con i pesi corporei sono la soluzione perfetta per lavorare e allenare le articolazioni nel modo in cui il corpo dovrebbe lavorare. La Calistenia, per esempio, è un ottimo modo per aiutare a sviluppare la vostra forza, e poiché l'allenamento con i pesi corporei insegna a tutto il corpo ad imparare a lavorare insieme, vi rende più forti dall'interno.

Capitolo 2: Allenamenti per la Parte Superiore del Corpo

Gli esercizi per il peso corporeo sono progettati per aumentare la forza e la flessibilità, aiutandovi al tempo stesso a costruire la muscolatura e a migliorare i vostri livelli di forma fisica generale. La parte migliore di questi esercizi? Si possono fare facilmente a casa, o ovunque si abbia spazio e privacy per farlo!

Allenamento a Peso Corporeo Superiore 1 - Mountain Climbers

Questo movimento è un esercizio per tutto il corpo che fa lavorare le spalle, le braccia, le spalle e i tricipiti, aumentando la forza e la flessibilità.

Passo 1: Sdraiarsi a terra, sostenendosi sulle braccia e sulle gambe. Le gambe dovrebbero essere distese dietro di voi, le dita ben piantate a terra.

Passo 2: Iniziate piegando il ginocchio per portare il piede destro direttamente sotto il petto, mantenendo l'altra gamba distesa. Potete iniziare con il piede sinistro se preferite, o va bene.

Passo 3: con le mani ben piantate a terra (direttamente sotto le spalle), tenete stretto il core e cambiate gamba.

Passo 4: accelerate e muovete le gambe il più velocemente possibile, aggiungendo un salto tra i cambi.

Ripetere questo movimento 16 volte (2 serie da 8 ripetizioni). Man mano che diventate più forti, aumentate il numero di ripetizioni e la velocità. Per variare, invece di piegare il ginocchio direttamente sotto di voi, portandolo attraverso il vostro corpo quasi come se steste cercando di guidare quel ginocchio nel gomito del braccio opposto. Questo brucia i muscoli obliqui.

Allenamento a Peso Corporeo Superiore 2 - Il push-up Plyo

Date un calcio alla vostra normale spinta verso l'alto alzando l'intensità (notate che dovreste già essere in grado di eseguire una regolare spinta verso l'alto sulle mani e sulle dita dei piedi per poter completare questa mossa).

Passo 1: utilizzare un tappetino per esercizi per questa mossa e posizionarsi in una posizione di plank. Le braccia dovrebbero essere dritte con i palmi premuti contro il materassino, direttamente sotto le spalle mentre sostenete la parte superiore del corpo. Le vostre gambe sono distese dietro di voi, in equilibrio sulle dita dei piedi.

Passo 2: portare il corpo verso il basso verso un push-up, i gomiti piegati, il petto abbassato il più possibile a terra senza perdere la forma nel resto del corpo.

Passo 3: ora, invece di spingervi semplicemente indietro all'inizio della posizione di flessione, rendetelo esplosivo e spingete verso l'alto abbastanza forte in modo da poter sollevare leggermente entrambi i palmi da terra prima di atterrare di nuovo.

Passo 4: accelerate e diventate più forti nel movimento.

Ripetere questo movimento 16 volte (2 serie da 8 ripetizioni). Man mano che diventate più forti, aumentate il numero di ripetizioni e la velocità. Cercate anche di spingere più in alto con ogni mossa esplosiva. Questa mossa è intensa, quindi assicuratevi di aver padroneggiato il push-up di base prima di provare questa variazione.

Allenamento per la Parte Superiore del Corpo 3 - Burpees

Sentirete il bruciore alle braccia, al petto, ai glutei, ai glutei, ai bicipiti e agli addominali, anche il petto con questo movimento.

Passo 1: iniziate in una posizione di basso squat, mettendo i palmi delle mani davanti a voi, premuti sul pavimento o sul tappetino. Dovreste essere accovacciati con le ginocchia vicino alla mano, su entrambi i lati dei palmi.

Passo 2: riportate >i piedi indietro uno alla volta in posizione push-up.

Passo 3: saltate di nuovo nella posizione in cui eravate nel passaggio 1, alzatevi in piedi, sollevando le braccia sopra la testa.

Passo 4: ripetere il passaggio 2 tranne che questa volta, saltate entrambi i piedi insieme in un balzo senza interruzioni.

Ripetere questo movimento 16 volte (2 serie da 8 ripetizioni). Man mano che diventate più forti, aumentate il numero di ripetizioni e la velocità. Aggiungete intensità all'allenamento aggiungendo un salto invece di alzarvi in piedi.

Allenamento per la Parte Superiore del Corpo 4– Il Superman

Passo 1: iniziate sdraiati a faccia in giù su un tappetino e sullo stomaco. Il vostro viso dovrebbe guardare il tappetino per esercizi durante questo movimento. Assicuratevi che il collo rimanga in una posizione neutra durante il movimento.

Passo 2: Quindi, estendete le braccia sopra la testa, in modo che entrambe le braccia siano proprio vicino alle orecchie e sopra la testa. Le gambe dovrebbero rimanere distese dietro di voi e il collo continua a rimanere in una posizione neutra.

Passo 3: non bloccare le gambe e le braccia, mantenetele neutre insieme al collo. Ora, mantenendo il busto fermo (non muoverlo affatto), sollevate contemporaneamente le braccia e le gambe con un movimento verso l'alto, come se cercaste di piegare il corpo quasi a forma di lettera U. La schiena si inarcherà mentre cercate di sollevare le braccia e le gambe a diversi centimetri da terra.

Passo 4: mantenere questa posizione per 5 secondi prima di abbassarsi lentamente di nuovo a terra.

Ripetere questo movimento 24 volte (3 serie da 8 ripetizioni). Quando sollevate le braccia e le gambe, inspirate profondamente e poi espirate quando le calate di nuovo a terra.

Allenamento a Peso Corporeo Superiore 5– Il Tap sulla Spalla e Plank

La mossa porta il normale allenamento a corpo libero del plank su una tacca e colpisce le spalle, le braccia, i polsi e i muscoli centrali allo stesso tempo.

Passo 1: iniziate in una posizione di plank completa, i palmi premuti nel terreno e sulle dita dei piedi. Tenete l'ombelico stretto, ma non inarcate la schiena, ma tirate il vostro ombelico verso di voi, in modo che non si afflosci verso il suolo.

Passo 2: con il core saldamente tirato in dentro e in equilibrio sulle dita dei piedi, alzate la mano destra e toccate leggermente la spalla sinistra con la punta delle dita (con un movimento di tocco rapido) prima di riportarla nella posizione iniziale originale. Il resto del corpo dovrebbe rimanere stabile durante questo movimento, tenendo le gambe più larghe se è necessario mantenere l'equilibrio.

Passo 3: ripetere questo movimento con la mano sinistra. Alternare entrambe le braccia durante il movimento, mantenendo l'equilibrio in modo da non oscillare da un lato all'altro mentre picchiettate le spalle.

Ripetere questo movimento 24 volte (3 serie da 8 ripetizioni). Man mano che si diventa più forti nel movimento, avvicinare sempre più i piedi fino a quando, alla fine, si è in grado di completare questa mossa con entrambi i piedi uno accanto all'altro. Più i vostri piedi sono vicini e più difficile sarà mantenere l'equilibrio.

Allenamento della Parte Superiore del Corpo 6–Plank e jack

Questa mossa è una svolta che unisce plank e buoni jack da salto vecchio stile.

Passo 1: usate un tappetino per esercizi per questo per aiutarvi a valutare quanto in lungo e in largo dovreste saltare con i piedi. Iniziate abbassandovi in una posizione di plank. Le vostre spalle dovrebbero essere direttamente sopra i polsi per questa mossa.

Passo 2: il vostro corpo dovrebbe ora essere in linea retta, con i piedi fianco a fianco, le dita dei piedi premute nel tappetino. Ora, proprio come fareste con un jumping jack in piedi, saltate entrambi i piedi di lato e poi saltate indietro portando entrambi i piedi vicini ancora una volta.

Ripetere questo movimento 30 volte (3 serie da 10 ripetizioni). Man mano che diventate più forti nel movimento, aumentate il numero di ripetizioni e serie che eseguite. Per una maggiore intensità e per allenare i tuoi obliqui, salta entrambi i piedi (tienili uniti) sul lato sinistro del corpo, salta indietro alla posizione iniziale e poi salta entrambi i piedi sul lato destro del corpo. I vostri piedi dovrebbero rimanere uniti durante il movimento.

Allenamento del Peso Corporeo Superiore 7 - Plank di Lato

I plank sono noti per essere una di quelle mosse fantastiche che lavorano simultaneamente su due parti del corpo, il vostro core e la vostra forza della parte superiore del corpo a causa di quanto pesantemente farete affidamento su di esso per mantenervi in equilibrio durante questo movimento.

Passo 1: iniziate questa mossa sdraiandovi su un fianco sul tappeto. Il gomito destro dovrebbe essere posizionato direttamente sotto la spalla destra. Tenete il braccio sinistro sollevato sopra di voi, con le punte delle dita rivolte verso il soffitto per questa mossa.

Passo 2: coinvolgete il core tirandolo forte mentre sollevate il corpo dal tappetino premendo il gomito destro sul pavimento. Non siete in equilibrio sul gomito e sui lati dei piedi. Tenete un piede davanti all'altro se avete bisogno di aiuto per bilanciare.

Passo 3: mantenete la posizione del plank per 30 secondi o 60 secondi se potete, prima di abbassarvi e ripetere la mossa.

Passo 4: per sollevarlo di una tacca, una volta che vi trovate in una posizione di plank e in equilibrio sui gomiti e sui lati dei piedi, immergete lentamente il bacino verso il pavimento fino a quando non toccate quasi il tappetino prima di sollevarlo di nuovo posizione di partenza.

Ripetere questo movimento 12 volte su ciascun lato (2 serie di 6 ripetizioni per lato). Man mano che diventate più forti nel movimento, aumentate il numero di ripetizioni e serie che eseguite. Per una maggiore intensità e per allenare i tuoi obliqui, salta entrambi i piedi (tienili uniti) sul lato sinistro del corpo, salta indietro alla posizione iniziale e poi salta entrambi i piedi sul lato destro del corpo. I vostri piedi dovrebbero rimanere uniti durante il movimento.

Allenamento per la Parte Superiore del Corpo 8– Cerchi con le Braccia

I cerchi delle braccia sono un movimento meravigliosamente dinamico che aumenterà la mobilità in quelle articolazioni delle spalle, la parte posteriore delle braccia, i bicipiti e i tricipiti.

Passo 1: alzatevi in piedi, i piedi non più larghi della larghezza dei fianchi, le spalle indietro.

Passo 2: estendete le braccia, mantenendole all'altezza delle spalle e parallele al pavimento mentre iniziate a fare 20 piccoli cerchi con le braccia in avanti, muovendo entrambe le braccia simultaneamente.

Passo 3: una volta completato il movimento in avanti, ora girate le braccia all'indietro.

Se avete difficoltà a muovere entrambe le braccia insieme, alternatele una alla volta, in modo che sembri che le vostre braccia stiano facendo il mulino a vento. Avrete comunque l'intera gamma di movimenti e, man mano che vi rafforzate e la vostra mobilità migliora, provate a completare cerchi più ampi e veloci.

Allenamento della Parte Superiore del Corpo 9– Tricep Dips

Lavorate efficacemente i muscoli tricipiti, che corrono lungo la parte posteriore del braccio dal gomito alla spalla in un movimento rapido ed efficiente noto come Tricep Dip.

Passo 1: posizionatevi sul pavimento o sul tappetino, con le mani lungo i fianchi. I gomiti dovrebbero essere vicini ai fianchi, piegatevi a un angolo di 90 gradi, i piedi premuti saldamente a terra.

Passo 2: Quindi, sollevate il corpo dal pavimento estendendo le braccia per spingersi verso l'alto, sollevando il corpo in posizione da tavolo. Immaginate che se qualcuno dovesse entrare e provare a tenere in equilibrio una tazza sul vostro busto, potrebbe farlo prima che voi siate fermi.

Passo 3: piegate nuovamente le braccia mentre tornate alla posizione iniziale di 90 gradi, abbassando il sedere finché non tocca quasi il tappetino e poi si alza di nuovo.

Ripetere questo movimento 24 volte (3 serie da 8 ripetizioni). Man mano che iniziate a diventare più forti, aumentate il numero di ripetizioni. Per maggiore intensità, sollevate quello sinistro dal pavimento e calciatelo di fronte a voi mentre sollevate il corpo dal pavimento, tenetelo sollevato dal pavimento anche quando vi abbassate e spingete di nuovo verso l'alto. Cambiate gamba per lavorare allo stesso modo su entrambi i lati.

Allenamento della Parte Superiore del Corpo 10– Push-up con rotazioni di torsione

Quando iniziate a sentire che il vostro corpo diventa più forte ad ogni movimento del peso corporeo che fate, sfidate ancora di più la parte superiore del corpo rendendo le vostre braccia più forti che mai quando aggiungete una leggera variazione al vostro normale movimento push-up: *una torsione nella parte superiore*

Passo 1: iniziate in una posizione di plank per questa mossa. Mettete i piedi in linea con i fianchi e le braccia direttamente sotto le spalle. Allargate le braccia ai lati per poter completare un push-up su tutto il corpo senza sacrificare la forma.

Passo 2: abbassate il corpo verso il pavimento, completate il push-up e tornate alla posizione iniziale in alto.

Passo 3: quando siete in cima, ruotate la parte superiore del corpo verso destra, sollevando la destra sopra di voi con la punta delle dita rivolta verso il soffitto. Guardate in alto a portata di mano mentre lo fate. Il bacino e i fianchi dovrebbero rimanere fermi, non lasciateli salire o scendere durante la torsione.

Passo 4: tornate alla posizione del plank, completate un altro push-up e ruota a sinistra questa volta quando salite in cima.

Ripetere questo movimento 16 volte (2 serie da 8 ripetizioni). Man mano che iniziate a diventare più forti, aumentate il numero di ripetizioni e la velocità con cui completate il push-up e la torsione.

Capitolo 3: Allenamenti per la Parte Inferiore del Corpo

Allenamento Inferiore del Peso Corporeo 1 - Squat

Un vecchio, ma un tesoro. Gli squat lavorano su più gruppi muscolari contemporaneamente, motivo per cui continuano a rimanere i preferiti di molti istruttori di fitness.

Passo 1: iniziate stando in piedi con i piedi alla larghezza delle spalle, le ginocchia leggermente piegate e assicuratevi che le ginocchia non siano puntate sopra le dita dei piedi.

Passo 2: posizionate leggermente entrambe le mani dietro la testa su entrambi i lati (la mano destra dovrebbe essere dietro l'orecchio destro, la mano sinistra dietro l'orecchio sinistro), con la punta delle dita che tocca leggermente la parte posteriore della testa.

Passo 3: immaginate di avere una sedia direttamente dietro di voi. Iniziate a piegare i fianchi e le ginocchia quasi come se steste per sedervi su quella sedia. Assicuratevi che le ginocchia non si estendano oltre le dita dei piedi mentre cercate di sedervi, così saprete di avere la postura giusta per il movimento. Tutto il vostro peso dovrebbe essere trasferito sui talloni, ecco dove si concentra.

Passo 4: tenete il petto e le spalle in posizione eretta durante il movimento dello schienale, assicuratevi di non piegarvi in avanti. Se può essere d'aiuto, cercate di concentrarvi su un punto o un oggetto che si trova direttamente davanti a voi per tenere il petto e le spalle dritte. Tenete la testa e gli occhi rivolti in avanti, non irrigidite la schiena.

Passo 5: tenere lo squat per 2 secondi e tornare alla posizione in piedi, utilizzando il peso sui talloni per aiutare a riportare il corpo in alto.

Fatelo 16 volte (2 serie da 8 ripetizioni). Man mano che iniziate a diventare più forti, aumentate il numero di ripetizioni.

Allenamento inferiore del Peso Corporeo 2 - Salta gli squat

Gli squat con salto sono un movimento pliometrico che farà aumentare la frequenza cardiaca e brucerà più calorie mentre lo fate.

Passo 1: state con i piedi alla larghezza delle spalle, con le mani posizionate saldamente su entrambi i lati dei fianchi o unite saldamente di fronte a voi (proprio come fareste in uno squat).

Passo 2: proprio come fareste per sedervi in uno squat, ripetete lo stesso movimento tranne questa volta, aggiungete un salto esplosivo dopo lo squat prima di tornare in posizione eretta.

Passo 3: quando saltate, atterrate dolcemente con entrambi i piedi e non bloccare le ginocchia, mantenetele piacevoli e rilassate, quindi non c'è pressione aggiuntiva sull'articolazione.

I principianti dovrebbero mirare a farlo 16 volte (2 serie da 8 ripetizioni). Man mano che diventate più forti, aumentate il numero di ripetizioni e cercate di saltare più in alto ogni volta.

Una volta che diventate più forti nel movimento, potete iniziare a farlo anche più velocemente.

Allenamento Inferiore del Peso Corporeo 3 - Sedersi a parete

Le sedute a muro vi aiuteranno a rafforzare i quadricipiti, i muscoli posteriori della coscia, i polpacci e migliorare il vostro equilibrio.

Passo 1: iniziate stando con la schiena contro il muro. Alzatevi in piedi con le spalle indietro. Non dovreste stare troppo vicini al muro che avete difficoltà a piegare le ginocchia.

Passo 2: una volta posizionati comodamente, iniziate alzando le braccia davanti a voi, distese all'altezza delle spalle. Se avete un migliore equilibrio, potete posizionarle sui fianchi.

Passo 3: Scivolate in posizione seduta, usando il muro come supporto, finché le ginocchia e i fianchi non sono piegati a un angolo di 90 gradi. Continuate a mantenere la parte superiore della schiena e le spalle in posizione verticale (usando il muro come supporto). Entrambi i piedi dovrebbero essere ben appoggiati a terra e il peso del corpo distribuito uniformemente tra i due piedi.

Passo 4: mantenete questa posizione per 30 secondi se siete dei principianti prima di tornare in posizione eretta. Se siete più esperto, potete provare a mantenere la posizione per 60 secondi.

Ripetete questo movimento 12 volte (2 serie da 6 ripetizioni ciascuna). Man mano che diventate più forti, aumentate gli intervalli di tempo di 30 secondi ogni volta.

Allenamento con Peso Corporeo Inferiore 4 - Affondi Frontali

gli affondi sono rivolti ai quadricipiti, ai tendini del ginocchio, ai polpacci e ai muscoli del nucleo, e sono tra gli esercizi più efficaci per tonificare e costruire la muscolatura.

Passo 1: state in piedi con i piedi alla larghezza delle spalle, con le mani posizionate saldamente su entrambi i lati dei fianchi.

Passo 2: fate un passo avanti (potete iniziare con la destra o con la sinistra). Tenete le spalle indietro, la schiena alta e guarda direttamente davanti a voi per mantenere la postura.

Passo 3: se fate un passo avanti con il piede destro per primo, il vostro peso dovrebbe essere sulla pianta del piede sinistro. Quando siete pronti, iniziate a piegare entrambe le ginocchia fino a raggiungere un angolo di 90 gradi.

Passo 4: se fate un passo avanti con il piede destro per primo, le ginocchia non dovrebbero estendersi troppo oltre le dita dei piedi quando vi piegate con un angolo di 90 gradi. La parte superiore del corpo e lo sguardo dovrebbero rimanere in avanti, concentrandosi sullo stesso punto o oggetto di fronte a voi. Questo vi aiuterà a mantenere l'equilibrio.

Passo 5: tornare in posizione eretta. Potete riprendere il movimento con la stessa gamba o cambiare gamba.

Ripetere questo movimento 32 volte (16 affondi per gamba). Man mano che diventate più forti, aumentate il numero di ripetizioni per gamba che fate.

Allenamento a Peso Corporeo Inferiore 5 - Affondi con salto

Come per gli squat con salto, questi affondi con salto sono un movimento pliometrico che farà aumentare la frequenza cardiaca e brucerà più calorie mentre lo fate. Poiché questo è considerato un esercizio più avanzato, passate a questo movimento del peso corporeo solo quando avete padroneggiato il movimento di base dell'affondo.

Passo 1: state in piedi con i piedi alla larghezza delle spalle, con le mani posizionate saldamente su entrambi i lati dei fianchi (proprio come fareste in un affondo).

Passo 2: fate un passo avanti (potete iniziare con la destra o con la sinistra). Tenete le spalle indietro, la schiena alta e guarda direttamente davanti a voi per mantenere la postura.

Passo 3: se fate un passo avanti con il piede destro per primo, il vostro peso dovrebbe essere sulla pianta del piede sinistro. Quando siete pronti, iniziate a piegare entrambe le ginocchia fino a raggiungere un angolo di 90 gradi.

Passo 4: quando siete in una posizione di affondo, saltate e contemporaneamente cambiate gamba, atterrando di nuovo con un salto tranne che questa volta con la gamba opposta nella posizione piegata in avanti di 90 gradi. Se avete iniziato con il vostro affondo con il piede destro, quando saltate e cambiate aria dovreste ora atterrare con il piede sinistro. Assicuratevi sempre che il vostro atterraggio sia piacevole e tranquillo, con le ginocchia morbide.

I principianti dovrebbero mirare a farlo 16 volte (2 serie da 8 ripetizioni). Man mano che iniziate a diventare più forti, aumentate il numero di ripetizioni.

Allenamento con Peso Corporeo Inferiore 6 - Affondi inversi

Questa mossa fa lavorare anche i quadricipiti, in particolare i muscoli nella parte superiore anteriore delle gambe, i glutei ei muscoli adduttori nelle cosce e nei polpacci.

Passo 1: state in piedi con i piedi alla larghezza delle spalle, con le mani posizionate saldamente su entrambi i lati dei fianchi.

Passo 2: fate un passo indietro (potete iniziare con la destra o con la sinistra). Tenete le spalle indietro, la schiena alta e guarda direttamente davanti a voi per mantenere la postura.

Passo 3: se fate un passo indietro con il piede destro per primo, il vostro peso dovrebbe essere sulla pianta del piede sinistro. Quando siete pronti, iniziate a piegare entrambe le ginocchia fino a raggiungere un angolo di 90 gradi. Abbassate il ginocchio piegato con la schiena il più possibile a terra.

Passo 4: se fate un passo indietro con il piede destro per primo, le ginocchia non dovrebbero estendersi troppo oltre le dita dei piedi quando vi piegate con un angolo di 90 gradi. La parte superiore del corpo e lo sguardo dovrebbero rimanere in avanti, concentrandosi sullo stesso punto o oggetto di fronte a voi. Questo vi aiuterà a mantenere l'equilibrio.

Passo 5: tornare in posizione eretta. Potete riprendere il movimento con la stessa gamba o cambiare gamba.

Ripetere questo movimento 32 volte (16 affondi per gamba). Man mano che diventate più forti, aumentate il numero di ripetizioni per gamba che fate.

Allenamento Inferiore del Peso Corporeo 7 - Ponti glutei

Se avete problemi ad accovacciarvi o ad affondare a causa di un infortunio precedente, questo allenamento è la cosa migliore che possiate fare per tonificare e rafforzare i glutei, i tendini del ginocchio e la parte bassa della schiena allo stesso tempo.

Passo 1: sdraiatevi sul tappetino per esercizi, distesi sulla schiena. Assicuratevi che la schiena non sia inarcata durante questa posizione.

Passo 2: piegate le ginocchia in posizione verticale, mantenendo i piedi ben saldi a terra. Le braccia dovrebbero essere lungo i fianchi, i palmi rivolti verso il basso, premute sul tappetino per un maggiore sostegno.

Passo 3: spostate il peso sui talloni mentre siete sdraiati in questa posizione. Quando siete pronti, sollevate i fianchi, sollevando la metà inferiore del corpo dal materassino senza inarcare troppo.

Passo 4: quando avete sollevato i fianchi più in alto che potete, stringete i muscoli dei glutei nella parte superiore del movimento. Immaginate di avere una matita tra i glutei e di cercare di stringerli insieme per evitare che la matita cada. Tenete gli addominali tesi durante questo movimento per evitare che la parte bassa della schiena si inarchi.

Passo 5: mantenere la posizione per un secondo o due e poi tornare alla posizione iniziale.

Ripetere questo movimento 16 volte (2 serie da 8 ripetizioni). Man mano che diventate più forti, aumentate il numero di ripetizioni e la lunghezza della vostra posizione di attesa in alto.

Allenamento Inferiore del Peso Corporeo 8 - Serie idrante antincendio

Questa mossa è eccellente per migliorare la mobilità, il che vi aiuterà a eseguire gli altri esercizi per la parte inferiore del corpo in modo più efficace.

Passo 1: posizionatevi sul tappetino in una posizione da tavolo. I palmi delle mani e le ginocchia dovrebbero essere premuti sul materassino, gli addominali chiusi in modo che la schiena non sia inarcata o inclinata.

Passo 2: quando siete pronti, iniziate sollevando una gamba di lato, mantenendola a 90 gradi come fate.

Passo 3: sollevate il ginocchio piegato al livello dell'anca al vostro fianco, tenete premuto per un secondo e poi tornate alla posizione iniziale originale.

Passo 4: eseguire un paio di ripetizioni su una gamba prima di cambiare gamba.

Ripetere questo movimento 32 volte (2 serie da 8 ripetizioni). Man mano che iniziate a diventare più forti, aumentate il numero di ripetizioni.

Capitolo 4: Allenamento Addominale

Core Workout 1 - The Russian Twist

Sembra una mossa di danza, ma questa manovra brucerà l'intera sezione centrale e gli obliqui.

Passo 1: sedersi comodamente sul tappetino e piegare le ginocchia. I talloni dovrebbero essere a circa un pollice di distanza dal sedere.

Passo 2: reclinarsi all'indietro mantenendo il core teso per coinvolgere i muscoli addominali. Tenete la schiena il più dritta possibile e non incurvatevi durante il movimento. Appoggiatevi il più indietro possibile senza compromettere la vostra forma.

Passo 3: alzate le mani davanti a voi e unitele. Iniziate a ruotare e torcere da sinistra a destra e viceversa, mantenendo il core impegnato per tutto il tempo.

Ripetere questo movimento 16 volte (2 serie da 8 ripetizioni). Man mano che si diventa più forti, ci si piega più indietro nel movimento per impegnare ancora di più il proprio nucleo senza compromettere la forma. Per maggiore intensità, sollevate uno o entrambi i piedi dal pavimento mentre tornate.

Core Workout 2 - Le biciclette

Eseguite questo movimento a corpo libero noto come The Bicycles per colpire simultaneamente i vostri obliqui e il retto dell'addome.

Passo 1: sdraiatevi sul tappetino, premendo la parte bassa della schiena contro il pavimento. Non inarcare la parte bassa della schiena.

Passo 2: Quindi, posizionare le mani dietro la testa, con la punta delle dita che sfiorano leggermente la testa. Portate le ginocchia piegate ad angoli di 90 gradi.

Passo 3: sollevate la parte superiore del corpo finché non sentite le scapole sollevarsi dal pavimento. Non tirare o sforzare il collo durante questo movimento. Mentre vi alzate, ruotate la parte superiore del corpo portando il gomito destro verso il ginocchio sinistro mentre piegate il ginocchio in dentro. La gamba destra si estende a un angolo di 45 gradi mentre lo fate.

Passo 4: cambiate lato e fate la stessa cosa sull'altro lato.

Ripetere questo movimento 20 volte (2 serie da 10 ripetizioni). Man mano che vi rafforzate, aumentate il numero di ripetizioni. Per questa mossa, non si tratta di quanto velocemente si può andare, ma di quanto bene si può mantenere la forma per tutta la durata della mossa, quindi va bene andare lentamente e con calma fintanto che si sta andando bene.

Allenamento a Peso Corporeo Superiore 3 - Il Calcio a Forbice

Passo 1: iniziate sdraiandovi sulla schiena, pianificando le mani sul pavimento al vostro fianco o sotto la parte bassa della schiena se avete bisogno del supporto extra.

Passo 2: sollevate la gamba di un paio di centimetri da terra. Sollevate le scapole dal tappetino, ma ora sforzatevi o tirate il collo.

Passo 3: incrociate la caviglia sinistra sulla destra, quindi cambiate e ripetete.

Ripetere questo movimento 16 volte (2 serie da 8 ripetizioni). Man mano che iniziate a diventare più forti, aumentate il numero di ripetizioni.

Allenamento con Peso Corporeo Superiore 4– Il movimento del plank a due punti

Questa mossa può essere difficile da fare se non avete ancora padroneggiato la tavola di base, perché farà lavorare duramente i vostri muscoli del nucleo mentre lavorerete sulla vostra stabilità allo stesso tempo.

Passo 1: iniziate in una posizione di plank per questa mossa. Le mani dovrebbero essere direttamente sotto le spalle, le gambe distese dietro di voi mentre vi trovate in equilibrio sulle dita dei piedi.

Passo 2: una volta che siete in equilibrio e il vostro busto è bello e fermo, sollevate la gamba sinistra dal pavimento allungando contemporaneamente il braccio *opposto* (cioè il braccio destro) di fronte a voi. Mantenete la posizione per 5-10 secondi.

Passo 3: Quindi, portate il ginocchio sinistro e il braccio destro contemporaneamente, incrociando il corpo mentre il ginocchio e il gomito si incontrano al centro. Rilasciate di nuovo nella posizione di partenza e ripetete questa mossa sull'altro lato.

Ripetere questo movimento 16 volte (2 serie da 8 ripetizioni). Aumentate le vostre ripetizioni man mano che diventate più forti.

Allenamento a Peso Corporeo Superiore 5– La presa cava

Una mossa che sembra ingannevolmente semplice, ma non lo è. Perché creare un nucleo forte e stabile richiede un duro lavoro.

Passo 1: iniziate sdraiati sulla schiena, con le gambe distese davanti a voi. Allungate le braccia sopra la testa e stringete il core.

Passo 2: concentratevi sulla pressione della parte bassa della schiena sul tappetino. Ora, tirate l'ombelico, stringendo il core.

Passo 3: ad ogni inspirazione, sollevate leggermente le gambe, le spalle e le braccia dal pavimento. Tenete gli addominali tesi. Mantenete la mossa per 30 secondi prima di abbassarvi di nuovo.

Ripetete questo movimento 8 volte per iniziare. Man mano che diventate più forti nel movimento, aumentate il numero di ripetizioni che potete completare, cercando di aumentare ogni volta.

Allenamento per la Parte Superiore del Corpo 6– The Frog Crunch

Date una spinta ai vostri normali crunch con questa mossa intensa.

Passo 1: iniziate sedendovi sul tappetino, in equilibrio sulle ossa dei sedili. Dovreste essere in grado di sollevare comodamente i piedi leggermente dal pavimento. Le braccia dovrebbero essere allungate lateralmente al corpo.

Passo 2: mentre inspirate, tirate verso il petto con il movimento scricchiolante e contemporaneamente avvicinate le braccia per abbracciarvi intorno alle ginocchia. Espirate e rilasciate di nuovo nella posizione iniziale.

Ripetere questo movimento 20 volte (2 serie da 10 ripetizioni). Man mano che diventate più forti nel movimento, aumentate il numero di ripetizioni e serie che eseguite.

Allenamento della Parte Superiore del Corpo 7– Il Pilates Roll-Down

Passo 1: sedetevi sul tappetino con le braccia sollevate sopra la testa, le ginocchia piegate e i piedi premuti saldamente sulla pianta. Mentre raggiungete le braccia in alto verso il soffitto, immaginate di tirare e allungare la colonna vertebrale.

Passo 2: espirate e contemporaneamente rotolate sul pavimento con un movimento regolare e controllato. Tenete le braccia vicine alla testa in modo che quando siete a terra, dovrebbero essere direttamente parallele al pavimento.

Passo 3: staccatevi lentamente dal tappetino mentre espirate, con un movimento lento e controllato e tornate alla posizione iniziale originale.

Ripetere questo movimento 12 volte su ciascun lato (2 serie di 6 ripetizioni per lato). Man mano che diventate più forti nel

movimento, aumentate il numero di ripetizioni e serie che
eseguite.

Core Workout 8– Standing Kick Crunch

Passo 1: alzatevi in piedi con i piedi alla larghezza dei fianchi.
Inspirate ed espirate alcune volte mentre inizite a coinvolgere gli
addominali.

Passo 2: mentre inspirate, sollevate la gamba destra dal
pavimento, estendendola in un calcio di fronte a voi mentre
contemporaneamente portate la mano sinistra in avanti quasi
come se steste per toccare le dita dei piedi della gamba destra.

Passo 3: tenete gli addominali impegnati durante il movimento,
in modo che vi sentiate come se steste scricchiolando mentre
siete in piedi. Tornate alla posizione di partenza e cambiate
gamba, ripetendo questa mossa sull'altro lato.

Fatelo 20 volte (2 serie da 10 ripetizioni ciascuna). Aumentate il
numero di ripetizioni man mano che diventate più forti.

Core Workout 9– Butterfly Crunch

Passo 1: posizionatevi sul tappetino. Piegate e chiudete le
ginocchia, mettendo insieme le anime dei vostri piedi. Le braccia
dovrebbero essere sollevate sopra la testa, i palmi premuti
insieme.

Passo 2: espirate portando simultaneamente le mani e le
ginocchia l'una verso l'altra, sollevando le scapole e i piedi dal
pavimento. Le vostre mani dovrebbero incontrare le dita dei
piedi.

Passo 3: mantenete questa posizione per 5 secondi, stringendo gli addominali prima di rilasciarli e tornare all'inizio.

Ripetete questa mossa 12 volte (2 serie da 6 ripetizioni). Man mano che iniziate a diventare più forti, aumentate il numero di ripetizioni.

Core Workout 10 - The Runner Crunch

Immaginate di correre, tranne questa volta sul tappeto.

Passo 1: iniziate sulla schiena. Piegate i gomiti con un angolo di 90 gradi sul lato del corpo. Coinvolgete il vostro core prima di iniziare questa mossa.

Passo 2: Arrotolate in posizione seduta, portando il gomito sinistro in dentro e ruotandolo verso il ginocchio destro, che alzerete e piegherete allo stesso tempo. Dovrebbe apparire come se steste correndo.

Passo 3: abbassare e tornare alla posizione iniziale e ripetere questa mossa sul lato sinistro.

Ripetere questo movimento 16 volte (2 serie da 8 ripetizioni). Man mano che iniziate a diventare più forti, aumentate il numero di ripetizioni e la velocità.

Conclusione

Complimenti! Grazie per essere arrivati fino alla fine di questo libro, speriamo che sia stato informativo e in grado di fornirvi tutti gli strumenti necessari per raggiungere i vostri obiettivi, qualunque essi siano.

Vedete quanto è facile ottenere un allenamento completo di forza per il vostro corpo senza bisogno di attrezzature? L'allenamento di Calisthenics è uno dei migliori allenamenti che si possano fare per la facilità con cui lo si segue, e lo si può fare ovunque ci si trovi!

Fate queste mosse di allenamento della forza una alla volta sulle aree che vi servono per lavorare, oppure combinate più mosse per un intenso allenamento della forza e iniziate a vedere una vera differenza per il vostro fisico e la vostra forma fisica prima di rendervene conto.